Dieta Dash
Vita Sana e Dimagrimento Rapido

(Le Migliori Ricette & il Piano per Perdere Peso)

Marco Romano

<u>**Termini e Condizioni**</u>

Nessuna parte di questo libro deve essere transmessa o riprodotta in alcun formato, sia questo elettronico, meccanico, mediante stampa, fotocopie o registrazione senza l'autorizzazione previa dell'autore. Tutte le informazione, le idee ed le linee guida sono unicamente a scopo educativo.La scrittrice ha cercato di assicurare la maggior accuratezza possibile rispetto al contenuto presente nel libro, si avvisano tutti i lettori di seguire le istruzioni qui riportate a loro rischio. L'autore di questo libro non può essere considerato responsabile per qualunque tipo di danno incidentale, sia personale che commerciale causato da una rappresentazione ingannevole delle informazioni fornite nel libro. Si incoraggia il lettore di cercare l'aiuto di un professionista nel caso in cui ne abbia bisogno.

INDICE

Capitolo 1 - La Dieta Dash

Raggiungete i tuoi obiettivi per vivere più a lungo, più felice e più sano.

Negli ultimi anni, le persone devono affrontare ogni giorni problemi come l'obesità, il diabete e l'ipertensione, causando problemi nella loro vita.

Questa dieta con poco sale, arricchita di nutrienti, contribuisce enormemente a ridurre i rischi cardiaci, il diabete e i calcoli renali, e tutto ciò che può che è causato dal cibo non sano. Pensata per fermare l'ipertensione attraverso il cibo, la DIETA DASH va anche oltre – include squisite ricette – l'esotica Insalata di Tonno alla Toscana, lo sfacciato Panino alle Mele Svizzere e il Rotolo di Fragole e Arance, per nominarne alcune. Le ricette sono semplici e facili da preparare. Il cibo ora è divertente, invitante e profondamente soddisfacente, mentre ti prendi cura del tuo corpo nella maniera migliore!

Agite oggi e scaricate questo libro per raccogliere i benefici delle ricette dietetiche, per diventare da subito una persona che vuoi essere. La vita è troppo breve per non essere al Top. Iniziate subito!

Omelette FantasiaBroccoli e Pepper Jack

Di cosa hai bisogno:

- 50 – 150 g di broccoli cotti e tagliati a fette
- 1 fette di formaggio Pepper Jack con pochi grassi
- ½ - 1 tazza di sostituto per uova liquido, già condito
- Olio d'oliva

Preparazione:

1. Montare tutti gli ingredienti in un solo recipiente.
2. Mettete una padella antiaderente sul fuoco e scaldate il sostituto per uova.
3. Unavolta messo in padella possiamo procedere con la preparazione
4. Fatelo cucinare per un paio di minuti finché non si agglutina.

5. Una volta agglutinato, il grosso
   è fatto. Rimane da fare solo una
   cosa.
6. Aggiungete i broccoli ed il
   formaggio.
7. Servitedopo cheil formaggiosi
   sia fuso.
8. Ottimo!! Abbiamo finalmente
   completato la nostra ricetta!!
   Buon Appetito!!

Super Spezzatino di Manzo

Di cosa hai bisogno:
- 150 g di patate dolci a cubetti
- 100-120 g di carne di manzo a basso contenuto di sodio
- 25-50 g di gambi di sedano a cubetti.
- 50 g di orzo non cotto
- 50-100 g di carote a cubetti
- 3-5 spicchi d'aglio tritati
- 50-70 ml (una-due tazzine da caffè) di aceto di vino rosso
- 200-250 g di pomodoro a fette
- 2-2 e ½ cipolle, a fette
- 5-6 foglie di basilico secco
- 1- 1 ½ cucchiai da tavola di aceto balsamico
- 45 g di funghi a cubetti
- 35-50 g di cavolo riccio a fette
- 100 g di patate bianche a cubetti
- 1-2 cucchiaini di rosmarino tritato

- 1-2 cucchiaini di timo fresco tritato
- 1 e ½ -2 cucchiaini d'olio di colza
- 250-500 g di bistecca di girello

Il metodo di preparazione

1 Innanzitutto, assicurati di avere tutti gli ingredienti pronti in un solo posto. Questo renderà tutto più semplice.

2 Fatto ciò, riscaldate la griglia e poi cucinate la carne per un 14 minuti, girandola solo una volta.

3 Questa è la parte più importante in questa ricetta. Rimanete concentrati :-)

4 Passati i 15 minuti, toglietela e fatela riposare. Adesso tagliatela a cubetti.

5 Ponetela in una pentola alta e face riscaldare l'olio a fuoco medio.

6 A questo punto aggiungete gli ortaggi e cucinare per 10 - 15

minuti, mescolando il contenuto saltuariamente.

7 Aggiungetel'orzo e cucinate per altri 10 - 15 minuti.

8 Dopodiché aggiungetela carne a cubetti seguita da quella cotta a griglia, l'aceto e le erbe.

9 Abbiamo quasi finito. Rimane da fare solo una cosa.

10 Fate sobbollire e lasciate cucinare a fuoco lento per un'ora.

11 Servite ancora caldo.

12 Ottimo!! Abbiamo finalmente completato la nostra ricetta!! Buon Appetito!!

Porzioni: Per 3 – 5 persone
Tempo: 1 ora e 25 minuti

Insalata Super di Pollo con Vinaigrette di Fico

Ingredienti:

- 1-2 ravanelli, affettati fini
- 60-100 g di petto di pollo a cubetti cotto
- ½ -1 pera, senza torsolo e affettata
- 120-240 ml di aceto balsámico
- 40-90 g di fichi secchi
- 60 ml di olio extra vergine d'oliva
- ½ -1 cucchiaino di buccia di limone grattugiata
- 5 - 10 g di basilico spezzettato
- 20-50 g di piselli
- 25-50 g di germogli di fagiolo

Istruzioni

1 Montare tutti gli ingredienti in un solo recipiente.
2 Mettete tutti i condimenti in un frullatore.

3 Ricordate di lasciare la vinaigrette a parte.
4 Frullate gli ingredienti fino a raggiungere una miscela ben amalgamata.
5 In una scodella di medie o grandi dimensioni, combinate gli ingredienti per l'insalata.
6 Abbiamo quasi finito. Rimane da fare solo una cosa.
7 Versateadesso la vinaigrette e vuotate il contenuto della scodella per frullare.
8 Una volta pronta, servite subito.
9 Gustatevi l'aroma e servite.

Porzioni: Per 3-5 persone
Tempo: 10 - 12 minuti
Questo è tutto! Rendete onore a questa ricetta!!

Epici Ghiaccioli fatti in casa

Ingredienti:
- 180 g di ananas a pezzi
- 1 banane mature, a fette
- ¾ -1 Mango di grandi dimensioni, a fette
- 2 - 3 cucchiai da tavola di concentrato di succo d'arancia, freddo
- 1/2 cucchiaio da zucchero di polvere di zenzero

Come prepararli:

1 Innanzitutto, assicurati di avere tutti gli ingredienti pronti in un solo posto. Questo renderà tutto più semplice.

2 Utilizzando un robot da cucina o un frullatore, mettete tutti gli ingredienti insieme e frullate fino a raggiungere un composto cremoso.

3 Adesso versate la miscela in sei forme per ghiaccioli e inserite in

congelatoreper quattro ore prima di servire.

4   Gustatevi l'aroma e servite.

Porzioni: Per 6 - 7 persone
Una ricetta da non dimenticare!

Pancake Regali alle Noci e Banana

Di cosa hai bisogno:

- 2-2 e ¾ cucchiaini di lievito chimico
- ¾ - 1 tazza di farina di grano integrale
- 1-2 cucchiaini d'olio
- ½ -1 banana a pezzi
- 1-2 bicchieri di latte scremato
- ½ -1 cucchiaino di vaniglia pura
- ¼ di cucchiaino di cannella in polvere
- ¼ di cucchiaino di sale
- 3-4 bianchi d'uovo
- 1½ - 3 cucchiai da tavoladi noci tritate o nocciole.

Il metodo di preparazione

1 Innanzitutto, assicurati di avere tutti gli ingredienti pronti in un solo posto. Questo renderà tutto più semplice.

2 Miscelatetutti gli ingredienti secchi in una scodella.

3 Appena avete finito a miscelare, prendete un'altra scodella.

4 In questa sbattete i bianchi d'uova, le banane, il latte e la vaniglia.

5 Versate il contenuto nella scodella con gli ingredienti secchi e miscelate aggiungendo le noci tritate.

6 Mettete una grande padella a scaldare a fuoco medio. Copritela con spray da cucina e quando è calda aggiungete 50 ml di pastella per pancake.

7 Rimanesolo una cosa da fare adesso.

8 Cucinate per circa 5 minuti il pancake finchè non raggiunge uncolorito scuro. Dopodichègiratelo attentamente e lasciatelo cuocere per altri 4 minuti.

9 Potete servirlo ancora caldo.

10 Ottimo!! Abbiamo finalmente completato la nostra ricetta!! Buon Appetito!!

Porzioni: Per 4 - 5 persone
Tempo: 10 minuti

Gustosa Insalata di Fagioli

Ingredienti:
- 100 – 200 g di fagiolini gialli non salati,
- 60- 200 ml di succo d'arancia
- 40 – 100 g di cipolle bianche a fette
- 200 – 250 g di fagioli rossi non salati,
- 200 – 250 gdi fagioli verdi non salati,
- 100 – 200 g di ceci non salati,
- Usare dell'edulcorante se lo si desidera.
- 100 – 200 ml di aceto di mele

Il metodo di preparazione

1 Innanzitutto, assicurati di avere tutti gli ingredienti pronti in un solo posto. Questo renderà tutto più semplice.

2 In una scodella di medie o grandi dimensioni, combinate i fagioli e la cipolla.

3 Adesso mescolate e rivoltate con cura gli ingredienti finché non sono ben amalgamati. In una scodella separata, mescolate l'aranciata e l'aceto.

4 Adesso dovreste aggiungere l'edulcorante per aggiungere una nota dolce.

5 Versatela miscela d'aranciata nell'altra scodella.

6 Mescolate finché i fagioli ed i ceci sono ben ricoperti nella mistura. Fate riposare da 30 a 45 minuti prima di servire.

7 Gustatevi l'aroma e servite.

Granola Titanica

Di cosa hai bisogno:
- 2 - 2 ¾ cucchiaio da tavolo di semi di lino
- 1 - 2 cucchiai da tavola di olio extra vergine d'oliva
- 2 - 3 cucchiai da tavolo di zucchero di cocco o Stevia
- ¼ - 1 cucchiaino di estratto di mandorla
- 2 - 3 cucchiai da tavola di miele grezzo
- 90 - 180 g di fiocchi d'avena integrali
- 1/3 - 1 cucchiaino di polvere di zenzero
- Olio d'oliva
- 70 - 150 g di uva passa o uva sultanina
- 70 - 150 g di mandorle non salate tagliate
- 1/4 – 1/2 cucchiaino di polvere di cannella

Come prepararli:

1. Montare tutti gli ingredienti in un solo recipiente.
2. Mettete il forno a 100 gradi. Ricoprite un foglio di carta da cucina con olio d'oliva.
3. Ci accingiamo alla parte più importante in questa ricetta. Rimanete concentrati :-)
4. In una scodella, miscelate l'avena, i semi di lino, le mandorle, lo zenzero, la cannella in polvere e lo zucchero di cocco (o Stevia).
5. In un altro recipiente, aggiungete l'olio, il miele e l'estratto di mandorle.
6. Miscelatela miscela con il miele insieme a quella con l'avena, e poi spargete il risultato sopra il foglio di carta da forno.
7. Adesso infornate e cucinate per 50 - 60 minuti fino ad un'ora, rimestando e controllando che non si attacchi ogni 10 minuti.

8. Rimanesolo una cosa da fare adesso.
9. Una volta cucinato, aggiungete l'uvetta ed amalgamate bene.
10. Ponetelo adesso in un contenitore ermetico e conservate inposto fresco ed asciutto per 2 settimane circa, o nel frigorifero fino ad un mese.Il miglior modo per servirlo è accompagnato con del latte senza grassi.
11. Ottimo!! Abbiamo finalmente completato la nostra ricetta!! Buon Appetito!!

Porzioni: Per 3 – 6 persone

Straordinari Pancake di Grano Saraceno con le Fragole

Cosa Vi serve:

- 1/2 - 1 cucchiaio di lievito in polvere
- 115-230 ml di acqua frizzante
- 450 -650 gr di fragole fresche a fettine
- 65 - 130 gr di farina di tipo
- 125 - 250 ml di latte magro
- 2 - 3 bianchi d'uovo
- 75 - 150 gr di farina di grano saraceno
- 1-2 cucchiai di olio d'oliva

Istruzioni

1. Decidete di fare questa ricetta. Prima di tutto mettete tutti gli ingredienti a portata di mano in un unico posto.
2. In una ciotola ampia mescolate i bianchi d'uovo, l'olio d'oliva e il latte.

3. In un'altra ciotola mescolate accuratamente la farinadi tipo 0, la farina di grano saraceno e il lievito in polvere.
4. Ora possiamo procedere all'importantissima fase successiva.
5. Aggiungete lentamente tutti gli ingredienti (asciutti)alla miscela dei bianchid'uovo alternando con l'acqua frizzante.
6. Assicuratevi di mescolare bene ogni volta che aggiungete gli ingredienti fino a che formeranno una pastella.
7. Posizionate una padella antiaderente, o in alternativa una piastra, su fuoco medio. Versate metà dosedella pastella dei pancake nella padella. Ci siamo quasi, manca il passo successivo.
8. Cuocete per circa tre minuti fino a quando lo strato superiore

delpancakeformerà delle bolle e i bordi diventeranno leggermente dorati.

9. Girate il pancake e cuocete per circa altri 5 minutifinoa quando il fondo diventerà leggermentedorato e sarà cotto a sufficienza, Ora ripetete il procedimento con la rimanente pastella dei pancake.

10.   Fate scivolare i pancake nei singoli piatti.

11.   Guarnite ogni pancake con 100 gr di fragole affettate.

12.   Ora vi basta afferrarne uno e mangiarlo!!

Dosi per 4 – 5 persone

Preziosa Frittata di Pancetta di Tacchino & Verdure

Ingredienti:
- Pepe a piacere
- 15-30 grdi pancetta magra di tacchino
- 35-100 gr di sedano
- 1/2 - 1 cucchiaino di prezzemolo
- 1 – 2 uova grandi
- 30–100 grdi peperoni rossi

Istruzioni:
1 Disponetevi a fare la ricetta. Prima di tutto preparate gli ingredienti e teneteli a portata di mano in un unico posto.

2 Fate sciogliereil grasso della pancetta di tacchino in una padella riscaldata.

3 Non c'è bisogno di aggiungere altro olio perché potete usare il grasso di pancetta per la frittata.

4 Adesso possiamo procedere all'importantissima fase successiva.

5 Mentre aspettate, rompete un uovo grande e aggiungetevi tutte le verdure.

6 Rimuovete la pancetta di tacchino, lasciando l'olio nella padella, e cuocete l'uovo con le verdure.

7 Aspettate che si rapprenda prima di rimettere la pancetta di tacchino in padella.

8 Ora resta da fare una sola cosa.

9 Cuocete in forno per il resto del tempo.

10 Spolverizzatedi prezzemolo immediatamente prima di servire.

11 Sentite il profumo e portate in tavola.

Dosi per 1-2 persone
Tempo: 20 minuti

Quiche Suprema di Funghi &Salsiccia di Tacchino

Cosa Vi serve

- 1 - 2cucchiaini di olio extra-vergine di oliva
- cinque-sei uova
- 25 - 50 gr di scalogno a rondelle
- 200–200 grdi salsiccia di tacchino con poco sale, tolta dall'involucro e sbriciolata
- 1/2 - 1 cucchiaino di pepe macinato fresco
- 100–200 ml di latte scremato
- 200–200 grdi funghi a fettine
- 100 grdi formaggio svizzero a listarelle
- 3 - 4 bianchi d'uovo

Preparazione della Ricetta

1. Disponetevi a fare la ricetta. Prima di tutto preparate gli ingredienti e teneteli a portata di mano in un unico posto.

2. Preriscaldate il forno a una temperatura di 150 C°.

3. Ora possiamo passare all'importantissima fase successiva.

4. Preparate uno stampo da muffinungendolo con olio spray da cucina.

5. Mettete le salsicce in una padella antiaderente riscaldata e fate cuocere per circa 8 minuti.

6. Toglietele salsicce, adagiatele in una ciotola e fatele raffreddare per qualche minuto.

7. Versate ora l'olio nella padella antiaderente, unitevi i funghie fate rinvenire per 8 minuti.

8. Togliete i funghi cotti e teneteli da parte con le salsicce.

9. Lasciate raffreddare per pochi minuti.

10. Aggiungete gli scalogni, il pepe,e il formaggio a listarelle.

11. In un'altra ciotola sbattete le uova e i bianchi.

12. Versate il latte sulla miscela di uova e mescolate di nuovo.

13. Inseriteil composto di uova in ogniformina   da   muffin riempiendola fino a metào a 3/4 - 1.

14. Distribuite un cucchiaio di mix di salsiccia su ogni formina.

15. Ora resta da fare una sola cosa.

16. Fate cuocere in forno per circa 30 - 45 minutifinchè lo strato superiore non appare leggermente dorato.

17. Togliete dallo stampo e fate raffreddare per qualche minuto.

18. A questo punto dovete solo prenderli e mangiarli!!

Ghiaccioli Magici

Ingredienti
- Bastoncini per ghiaccioli
- 120 gr di anguria a dadini
- 300 grdi fragole a dadini
- 50 gr di mirtilli freschi
- Stampi per Ghiaccioli in Silicone
- 300–350 gr di salsa di mele

Istruzioni
1 Preparate tutti gli ingredienti in un unico posto.
2 Unite i diversi tipi di frutta e distribuiteli negli stampi di silicone.
3 Ora possiamo procedere all'importantissima fase successiva.
4 Versatevi sopra 70 ml di succo.
5 Mettete gli stampi in silicone nel congelatore per un'ora.
6 Adesso resta da fare una sola cosa.

7 Inserite i bastoncini al centro di ogni ghiaccioloe congelateli finche' non si solidificano.
8 Serviteli.
9 Ora non vi resta che prenderli e mangiarli!!

Dosi per 4 – 5 persone
Tempo: 10 minuti

Allegri Pancake alla Zucca

Cosa Vi serve:

- 1/2 - 1 cucchiaino di zucchero di cocco o di stevia
- 60 - 100 grdi purè di zucca
- 1/2 - 1 cucchiaino di sale
- 1/2 – 1 cucchiaio di lievito in polvere
- 1 – 2 uova piccole
- 150 - 200 mldi latte scremato
- 100 – 200 grdi farina di mandorle o di farina integrale
- 2 – 3 cucchiai di olio di semi di lino

Istruzioni

1 Preparate tutti gli ingredienti in un unico posto.
2 Montate le uova che avrete rotto in una ciotola finchè non avranno una consistenza spumosa, quindi incorporate il latte e l'olio.

3 Ora possiamo procedere all'importantissima fase successiva.

4 Unite delicatamente il lievito in polvere, lo zucchero o la stevia, il sale ela farina. Mescolate delicatamente dal basso verso l'alto.

5 Ora resta da fare una sola cosa.

6 Mettete a scaldare su fuoco medio o altouna padella antiaderentee versatevi un mestolino di preparato.

7 Cuocete per tre minuti per lato o finchè il composto si solidificherà, poi trasferite su un piatto. Continuate finchè non avrete esaurito tutta la pastella. Serviteli caldi.

8 Sentite il profumo e servite.

Dosi per 2 – 3 persone
Rilassatevi e godetevi questa ricetta!!

Straordinario Accostamento di Avocado&Uova

Ingredienti

- 1/2 avocadotagliato a quadratini di poco più di un centimetro
- 1 - 2cucchiai di latte magro
- 2 – 3 bianchi d'uovo
- Olio spray da cucina
- 2 – 3 uova intere
- 1/2 – 1 fetta di formaggio svizzerotagliato a listarelle
- Pepe a piacere
- Salsachili
- 2 fetta sottile di prosciutto tagliato a listarelle

Preparazione della Ricetta

1 Disponetevi a fare la ricetta. Prima di tutto preparate gli ingredienti e teneteli a portata di mano in un unico posto.

2 In una ciotola mescolate insieme le uova intere e i bianchi

d'uovo.Aggiungete il pepe e un po' di salsachili.

3 Adesso possiamo procedere all'importantissima fase successiva.

4 Scaldate una padella antiaderenteleggermente rivestita di olio spray da cucinasu fuoco medio-basso.

5 Ora resta da fare una sola cosa.

6 Quando la padella è ben calda versatevi il composto di uova e sbattete frequentemente.Cuocete finchè le uova cominciano a solidificarsi ma non sono ancora del tutto rapprese. Versate in padellai pezzetti di avocado, il prosciuttoe il formaggio efate cuocere per qualche minuto finchè il formaggio sarà fuso.

7 Servite accompagnando con frutti di bosco o con una bella fetta di melone.

8 Ora non vi resta che prendere e
mangiare!!

Dosi per 2 – 3 persone

Il supremo toast mandorle e cannella con salsa di lamponi

Ciò che vi servirà:

Per la salsa di lamponi:

- 1 ciotoline di lamponi freschi
- 2 cucchiaini di succo di limoni fresco
- 1 cucchiai di nettare d'agave ambrato

Per il toast:

- ½ - 1 tazza di mandorle tostate a fette
- 2 ciotole di lamponi freschi
- 6 - 7 fette di pane in cassetta integrale
- 2 cucchiai di nettare d'agave ambrato
- 2 uova e un albume

- ¼ - 1 cucchiaino di estratto di mandorle
- ¾ tazza di latte a basso contenuto di grassi
- Da ½ a 1 cucchiaino di estratto di vaniglia
- Olio di canola
- Mezzo cucchiaino di cannella in polvere

Procedimento:

1. Procurarsi tutti gli ingredienti e metterli vicini.
2. Per la preparazione della salsa: con un frullatore o un robot da cucina, sbattere l'agave, i lamponie il succo di limone fino a ottenere una crema liscia. Rimuovere i semi di lampone filtrando il tutto con un colino a maglie sottili.
3. Adesso possiamo procedere con il prossimo passaggio che è il più importante.

4. Per la preparazione del toast: preriscaldare il forno a 200 gradi F (120°C)

5. Con una frusta elettrica, sbattere insieme : uova e albume, cannella, agave, vaniglia, estratto di mandorle e latte.

6. Adesso rimangono pochi passaggi.

7. Porre sul fornello una piastra antiaderente. Intingere il pane nel composto con il latte e cuocerlo per circa quattro minuti. Girare. Tenere al caldo nel forno.

8. Sistemare 2 toast nel piatto da portata, spargervi sopra 2 cucchiaini di salsa e 3 cucchiaini di mandorle.

9. Congratulazioni!! Avete fatto una splendida ricetta!! Buon appetito!!

La straordinaria quinoa per la colazione

Ciò che vi servirà

- ¼ tazza di miele
- 1/2 tazza di mirtilli freschi
- Da 2 a 3 tazze di latte scremato
- 1-2 tazza di quinoa cruda sciacquata
- 1/2 cucchiaino di cannella in polvere
- ¼ tazza di mandorle affettate

Procedimento

1. Riunire tutti gli ingredienti.
2. Portare il latte a ebollizione in una pentola medio- grande.
3. Ora possiamo procedere con i prossimi, importanti, passaggi.
4. Unire la quinoa e abbassare la fiamma. Cuocere a fuoco lento la quinoa per 10 minuti o comunque fino a quando il latte

si   sarà   asciugato completamente.

5. Togliere la quinoa dal fornello e allargarla con una forchetta.
6. Ora rimane una sola cosa da fare.
7. Passare la quinoa in una ciotola e spruzzarci sopra il miele. Decorare con mirtilli freschi e mandorle affettate.
8. Servire.
9. Congratulazioni!! Hai fatto una ricetta eccezionale!! Buon appetito!!

Grande idea!!

Porzioni: 3 - 4

Tempo: 30 o 40 minuti

Gli splendidi Waffle alla farina di granturco con yogurt e bacche

Cosa ti servirà:

- ½ a 1 tazza di farina di frumento o di mandorle
- Da ¾ a 1 cucchiaio di lievito per dolci
- Da ¾ a 1 cucchiaio di olio di canola
- Da ½ a 1 tazza di granturco giallo
- Da ½ a 1 cucchiaio di olio di canola
- Albume di un uovo grande
- ¾ a 1 tazza di yogurt a basso contenuto di grassi, senza zucchero
- Da ¾ a 1 cucchiaio di lievito per dolci
- Da ¾ a 1 tazza di latte a basso contenuto di grassi

- ½ cucchiaio di zucchero di cocco o stevia
- Da ¼ a 1 cucchiaino di sale
- Da mezzo a un cucchiaio di burro fuso non salato
- Da 150 a 160 grammi di lamponi o mirtilli freschi o surgelati e scongelati

Come procedere

1. Per preparare questa ricetta, per prima cosa, riunire tutti gli ingredientie metterli a portata di mano. Questo faciliterà il processo.
2. preriscaldare una piastra antiaderente per waffle secondo le istruzioni del proprio manuale.
3. Ok, adesso possiamo andare avanti col resto della ricetta.
4. Ora mischiare il sale, la farina, il lievito per dolci, lo zucchero e il granturco in una ciotola.

5. In un'altra ciotola, sbattere insieme ½ cucchiaio di olio di canola, il latte e il burro fuso.

6. Miscelare lentamente il composto della farina con quello del latte fino a ottenere una miscela omogenea. Non miscelare troppo. Aggiungere delicatamente l'albume al mix.

7. Rivestire la piastra con uno strato di olio di canola.

8. Ora rimane solo una cosa da fare.

9. Versare, approssimativamente una tazza di pastella sulla piastra, quindi cuocere secondo le istruzioni del manuale della piastra. Togliere il waffle cotto dalla piastra e ripetere il procedimentocon il resto della pastella.

10. Versare lo yogurt sui waffle e decorare con i frutti di bosco.

11. Congratulazioni!! Hai fatto una ricetta eccezionale!!

Dosi per: 4 - 5 persone

Mitiche cime di cavolfiori per bambini

Ingredienti:

- 3/4 - 1 cucchiai di farina integrale
- Da 1 a 2 cucchiai di pangrattato
- 1 tazze di cime di cavolfiori
- Da ¾ a 1 tazza di latte scremato
- Da ¾ a 1 tazza di formaggio cheddar a basso contenuto di grassi, tritato.
- Un pizzico di aglio in polvere
- Mezzo cucchiaino di mostarda (Senape di Digione)

Procedimento:

1. Per preparare questa ricetta, prima di tutto, riunire tutti gli ingredienti e metterli a portata di mano. Questo faciliterà l'intero procedimento.
2. Cuocere al vapore le cime di cavolfiore per circa 12/14 minuti.

3. Adesso possiamo procedere con i successivi e importanti passaggi.
4. Preriscaldare la griglia da forno a fiamma alta.
5. In un pentolino, mescolare il latte, la farina integrale, la mostarda e l'aglio in polvere.
6. Scaldare a fuoco medio e lasciar cuocere, continuando a mescolare.
7. Abbassare la fiamma e lasciar bollire per circa 4 \ 5 minuti.
8. Aggiungere il formaggio tritato e girare fino a quando si sarà sciolto.
9. Ora restano solo un paio di altre cose da fare.
10. Porre le cime di cavolfiore in una pirofila e versarci sopra il composto con il formaggio.
11. Ricoprire con il pangrattato e riporre in forno, sulla griglia, per 5 minuti circa ,

fino alla doratura della parte superiore.

12.		Lasciar raffreddare prima di servire.

13.		Annusare l'aroma e servire.

Porzioni per : 6\ 7

Il fortunato pollo al forno con patate e cavoletti di Bruxelles

Ingredienti
- 2 – 3 tazze patate rosse tagliate a tocchetti
- 5 cucchiai di succo di limone
- Mezza cipolla in cubetti
- ¼ cucchiaino di sale aromatizzato all'aglio
- Da 200 a 400 grammi di petto di pollo disossato e spellato, tagliato in quattro pezzi uguali
- 2 cucchiaini di mostarda
- 1/3 – 1tazza di vinaigrette comprata
- 3 e ½- 5 tazze di cavoletti di Bruxelles, puliti e tagliati in quattro
- 1 cucchiaio e mezzo di basilico essiccato

Procedimento

1. Per preparare questa ricetta, prima di tutto, riunire tutti gli ingredienti e metterli a portata di mano. Questo faciliterà l'intero procedimento.
2. Preriscaldare il forno a 200°
3. Ora possiamo procedere con i successivi e importanti passaggi
4. Mettere il pollo in una pirofila
5. In una ciotola, sbattere la vinaigrette, la mostarda, il sale all'aglio, il basilico e il succo di limone.
6. Mischiare le patate e i cavoletti di Bruxelles. Gettare nel condimento e sistemare attorno al pollo.
7. Cospargere il pollo con il restante condimento e coprire con le cipolle a cubetti.
8. Cuocere per 20/30 minuti, o comunque fino a quando il pollo sarà cotto.

9. Ora rimane solo una cosa da fare

10.   Trasferire il pollo in un piatto e mescolare le verdure. Continuare la cottura delle verdure per 10 minuti.

11.   Servire caldo.

12.   Congratulazioni!!   Hai preparato   una   ricetta eccezionale!! Buon appetito!!

Porzioni : 4/5

Tempo 45/50 minuti

La zuppa di carote salutare

Ciò che vi servirà

- Da ¼ a 1 cucchiaino di pepe nero in polvere
- Da 2 a 4 cucchiai di farina per tutte le preparazioni
- 2 tazze d'acqua
- 10 o 12 carote sbucciate e affettate
- 3 - 4 tazze di latte scremato
- ¼ o 1 cucchiaino di noce moscata in polvere
- 1-2 cucchiai di zucchero
- Da 2 a 3 cucchiai di prezzemolo fresco tritato

Procedimento

1. Per preparare questa ricetta, prima di tutto, procurarsi tutti gli ingredienti e metterli a portata di mano. Questo faciliterà la preparazione.

2. Prendere una pentola, scaldare le carote, lo zucchero e l'acqua.

3. Coprire e lasciar cuocere fino a quando le carote non si ammorbidiscono, per circa 20\28 minuti.

4. Scolare le carote e conservarne l'acqua di cottura. In un'altra pentola, mescolare insieme il pepe, la farina, la noce moscata e il latte.

5. Cuocere a fiamma alta, continuando a mescolare fino a quando la salsa bianca si sarà addensata.

6. Porre le carote cotte e la salsa bianca in un frullatore.

7. Frullare fino ad ottenere una crema uniforme. Aggiungere a piacere l'acqua di cottura per regolare la consistenza.

8. Versare con l'aiuto di un mestolo la zuppa nelle ciotole e

guarnire con un cucchiaino di prezzemolo. Servire subito.
9. Congratulazioni! Hai fatto una ricetta eccezionale!! Buon appetito!!

Colazione veloce con panino

Ingredienti:
- 1 ½ - 2 cucchiaini di scalogno, finemente triturato
- Olio d'oliva
- 1 uovo o un suo sostituto
- 1/2 - 3/4 focaccina integrale
- 2 - 3 fette di formaggio svizzero senza grassi

Preparazione

1. Ponete tutti gli ingredienti sul piano di lavoro.

2. Tostate la focaccina. Mettete il formaggio a pezzi sulla focaccina fino a farlo fondere.

3. Adesso passiamo alla parte più importante.

4. Ponete sul fornello una padella antiaderente e far cuocere l'uovo.

5. Resta da fare un'ultima cosa.

6. Lasciare sul fuoco fino a cottura.

7. Usate una spatola per raggruppare l'uovo al centro della padella creando un tortino di 6 cm di diametro.
8. Infine aggiungete lo scalogno.
9. Servitelo e buon appetito!

Straordinaria spigola arrostita

Cosa serve:
- 1 - 3 cucchiai di succo di limone
- 2 filetti di spigola (100 g)
- Pepe nero macinato a piacere
- 1/2 di cucchiaino di erbe aromatiche senza sodio
- 3-5 cucchiaini di aglio tritato o in polvere
- ½ - 1 cucchiaio di succo di limone

Come preparare:
1. Ponete tutti gli ingredienti sul piano di lavoro.
2. Riscaldate la griglia sul fornello.
3. Adesso passiamo alla parte più importante.
4. Posizionate sulla griglia un foglio di carta da cucina con dell'olio.

5. Ponete i filetti sulla carta e versate l'aglio, il succo di limone, le erbe ed il pepe.
6. Resta da fare un'ultima cosa.
7. Cuocete il pesce per 10 minuti o finché diventa dorato.
8. Odorate e servitelo!
Porzioni: 2 – 3
Tempi per la preparazione: 15 minuti

Enigmatica colazione con frutti croccanti

Cosa serve:

- ½ tazza di fiocchi di frumento
- 1 ½ - 2 cucchiai di miele
- 1 – 2 ciotoline di mirtilli
- 1 ¾ - 2 ciotoline di pere tritate
- 200g di yogurt magro alla vaniglia
- ½ - 1 ciotolina di uva senza semi
- 3 1/2 - 4 ciotoline di cocco tostato

Indicazioni:

1. Ponete tutti gli ingredienti sul piano di lavoro.

2. Divide la frutta in parti uguali in sei bicchieri o ciotole da dessert.

3. Adesso passiamo alla parte più importante.

4. Mescolate la frutta con lo yogurt e spargete il miele.

5. Resta da fare un'ultima cosa.

6. Spargete i fiocchi di frumento ed il cocco tostato

7. Servite immediatamente e buon appetito!

Porzioni : 3 - 5

Tempi per la preparazione: 10 minuti

Sensazionali tazze ai frutti di bosco

Ingredienti:

- ½ ciotolina di avena
- ¼ ciotolina di mirtilli
- ½ ciotolina di fragole fresche affettate
- 1 ¾ - 2 cucchiai di mandorle
- Mezzo vasetto di yogurt magro
- ¼ ciotolina di lamponi

Istruzioni:

1. Ponete tutti gli ingredienti sul piano di lavoro.

2. Dividete le fette di fragole in sue ciotole.

3.Adesso passiamo alla parte più importante.

4. Aggiungete metà avena e successivamente i mirtilli ed i lamponi.

5. Resta da fare un'ultima cosa.

6. Aggiungete il resto dell'avena e le mandorle, dopodiché versate lo yogurt.

7. Servitelo e odorate!
Porzioni: 2 – 3

Fantasioso frullato di burro di arachidi e banana

Ingredienti:

- 1/2 - 1 banana congelata
- ½ bicchiere di latte 0% grassi
- 1 – 2 cucchiai di burro di arachidi

Preparazione:

1. Ponete tutti gli ingredienti sul piano di lavoro.
2. Mescolate tutti gli ingredienti in un frullatore.
3. Resta da fare un'ultima cosa.
4. Mescolate finché non diventi un frullato.
5. Odorate e servitelo.

Porzioni: 2

Tempi per la preparazione: 7 – 9 minuti

Insalata fresca di lattuga e mela

Ingredienti:
- Una mela rossa tagliata
- 8-9 ciotoline d'insalata mista
- Mezzo cucchiaino di senape
- ¼ - 1 cucchiaino di granella di mela
- 2-2 cucchiaini e mezzo di succo di limone
- ½ - 1 ½ cucchiaino di olio canola (o olio di girasole)
- 1/2 - 1 tazza di succo di mela non zuccherato
- 2 cucchiaini di zucchero di canna

Preparazione:
1. Ponete tutti gli ingredienti sul piano di lavoro.
2. Mescolate il succo di mela, il succo di limone, la senape, la granella di mela l'olio e lo

zucchero di canna in un'insalatiera.

3. Aggiungete la mela e mescolare. Unite l'insalata mista e mescolate per bene prima di servirla.

4. Servitelo e buon appetito!